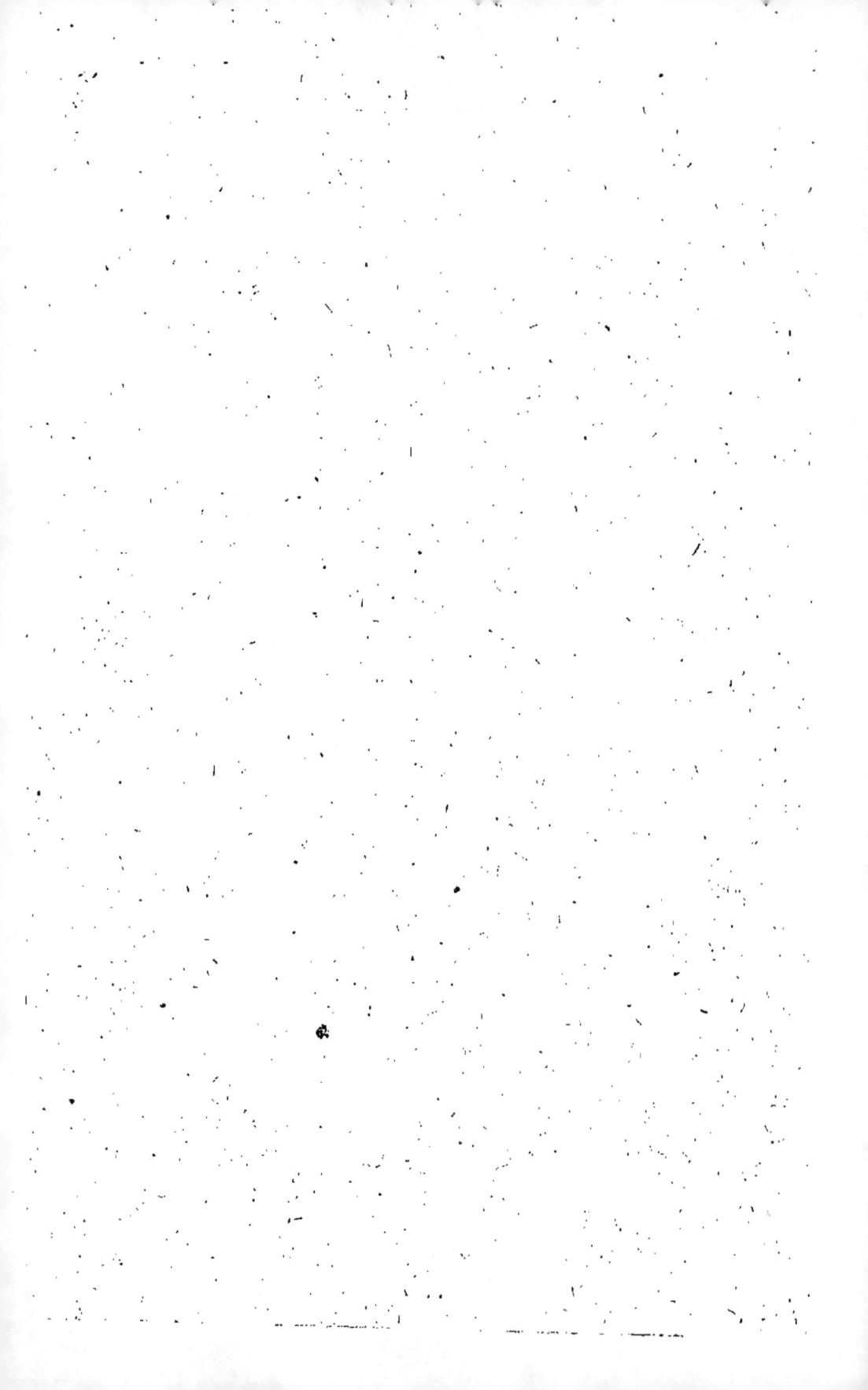

INSTRUCTION POPULAIRE

SUR LE

CHOLÉRA-MORBUS.

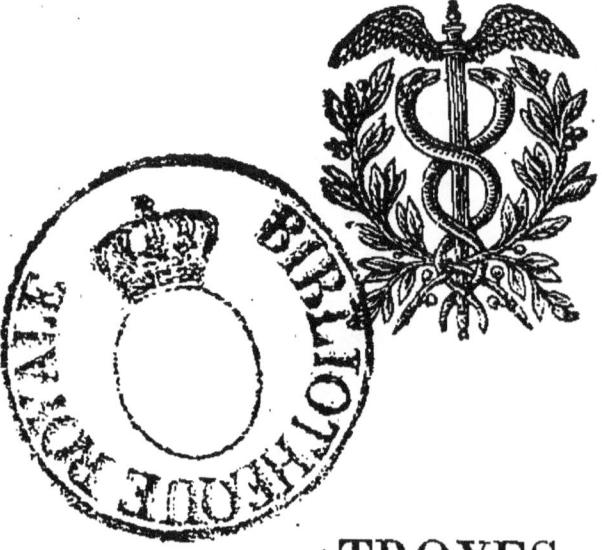

TROYES,

Vᵉ ANDRÉ ET ANNER, LIBRAIRES,

PLACE DE L'HÔTEL-DE-VILLE, Nᵒ 5.

1832.

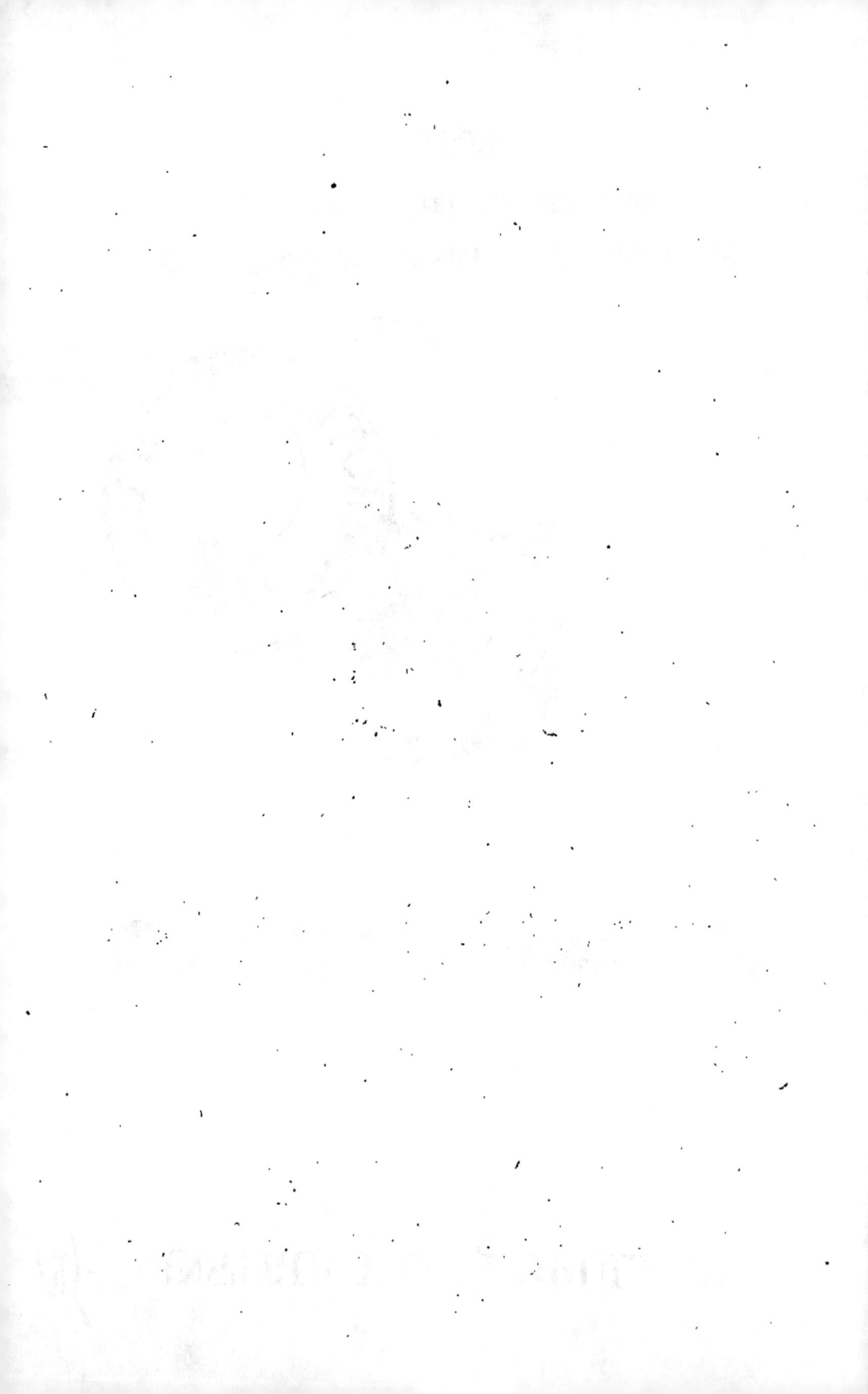

INSTRUCTION POPULAIRE

SUR LE

Choléra-Morbus.

———————————

Le choléra est une maladie grave. Cependant il est plus effrayant quand on l'attend, qu'il n'est dangereux lorsqu'il existe. D'autres maladies épidémiques, telles que la petite vérole, la scarlatine, certaines fièvres nerveuses, ont fait beaucoup plus de ravages, puisque dans les contrées de l'Europe où il a régné, et où il a rencontré le plus de circonstances favorables à sa propagation, il n'a guère attaqué qu'un individu sur 75, et que dans quelques villes même, ses atteintes n'ont pas, jusqu'alors, dépassé la proportion d'un individu sur 200.

Conduite à tenir pour se préserver du choléra.

1° Le peu de danger que l'on court d'être atteint du choléra doit rassurer les esprits. Il faut donc ne pas s'inquiéter, et ne penser autrement à la maladie, que pour exécuter les précautions propres à s'en garantir. Moins on a peur, et moins on risque ; mais, comme la tranquillité de l'ame est un grand préservatif, il faut en même temps éviter tout ce qui peut exciter des émotions fortes, telles que la colère, la frayeur, les plaisirs trop vifs, etc.

2° Il est d'observation que plus l'air dans lequel on habite est pur, et moins on est exposé au choléra.

On ne saurait donc trop faire attention à la salubrité des habitans. Ainsi, il faut avoir soin de ne pas habiter, et plus encore de ne pas coucher en trop grand nombre dans la même pièce, de l'aérer le matin et encore dans la journée, en ouvrant, le plus long-temps et le plus souvent possible, les portes et les fenêtres. Il conviendra aussi de placer dans les pièces habitées un large vase contenant de l'eau chlorurée (1). On peut enfin favoriser le renouvellement de l'air en faisant, pendant quelques minutes, un feu bien clair et flamboyant dans la cheminée.

Il faut faire attention que l'ouverture des portes et fenêtres n'ait lieu qu'après qu'on sera entièrement vêtu, afin de ne pas s'exposer au refroidissement. Il est bon, lorsqu'on le peut, de passer dans une autre pièce pendant cette opération.

Enfin, sous le rapport des chambres à coucher, il faudra se servir de lits sans rideaux, ne jamais laisser séjourner l'urine ou les matières fécales dans les vases de nuit, qui devront être nettoyés promptement, et toujours contenir un peu d'eau.

L'air humide des habitations, malsain en tout temps, devient très-dangereux, lorsque le choléra règne. Il faut donc s'abstenir de faire sécher le linge dans la chambre qu'on habite, surtout si on y couche.

Il faut, non-seulement songer à aérer les chambres à coucher, mais maintenir encore dans le meilleur état possible de salubrité, les maisons et leurs dépendances.

Ainsi, il faut avoir grand soin des plombs et des

---

(1) EAU CHLORURÉE. — Prenez : chlorure de chaux sec, une once; eau, un litre. On verse sur le chlorure de chaux une petite quantité d'eau pour l'amener à l'état pâteux, puis on le délaie dans la quantité d'eau indiquée. On tire la liqueur à clair, et on la conserve dans des vases de verre ou de grès bien fermés. On peut aussi employer avec avantage l'eau chlorurée préparée avec le chlorure d'oxide de sodium, en mettant une once de chlorure dans dix à douze onces d'eau.

latrines, qu'on nettoiera au moins une fois par jour avec de l'eau chlorurée, ou au moins avec de l'eau. On fera bien de tenir constamment bouchées, par un tampon, les ouvertures des tuyaux en plomb ou en fonte qui communiquent aux pierres à laver ou aux cuvettes extérieures, et de ne les déboucher qu'au moment de s'en servir.

Chacun devra veiller à ce que les eaux ménagères soient vidées au fur et à mesure de leur production, qu'on ne les laisse pas séjourner entre les pavés des cours ou allées, et qu'elles s'écoulent rapidement par le ruisseau ou la gargouille qui les conduit dans la rue. Il faudrait même favoriser cet écoulement par un lavage à grande eau, si la pente n'était pas assez rapide.

Les vitres devront être nettoyées au moins une fois par semaine ; car l'action de la lumière est nécessaire à la santé de l'homme.

Les fumiers, les excrémens, les débris d'animaux et de végétaux réclament beaucoup d'attention. On devra en conséquence empêcher leur accumulation, en les faisant enlever le plus souvent possible.

On se débarrassera des animaux domestiques inutiles. On s'abstiendra d'élever des porcs, des lapins, des poules, ou de nourrir des pigeons, etc., dans des lieux resserrés, ou dans des cours peu spacieuses et qui n'ont pas d'air.

Les habitans des maisons, particulièrement dans les quartiers populeux, devraient à cet égard se surveiller mutuellement ; ils devraient en outre contribuer, chacun pour sa part, à la propreté des rues, surtout lorsqu'elles sont étroites. Il y va de l'intérêt de tous.

5° Le refroidissement est placé, par ceux qui ont observé le choléra, au nombre des causes les plus propres à favoriser le développement de cette maladie. Il est donc nécessaire d'éviter cette cause en se vêtant chaudement, et en se garantissant particulièrement le bas-ventre et les pieds de l'action du froid.

A cet effet, il est bon d'entourer le ventre nu d'une ceinture de laine ; de porter sur la peau des camisoles de tricot de laine ou de flanelle ; de faire usage de chaussons de laine ; ces vêtemens seront changés et lavés quand ils seront humides ou salis. On se lavera souvent les pieds à l'eau chaude ; on portera des sabots ou des galoches, lorsqu'on sera obligé de séjourner dans le froid et l'humidité ; en un mot, on se chaussera avec propreté, et de manière que les pieds soient à l'abri du froid et de l'humidité.

Beaucoup de personnes, surtout parmi la classe peu fortunée, ont la très-mauvaise habitude, en se couchant, et plus encore en se levant, de poser les pieds nuds sur le sol froid, et même de marcher. On ne saurait trop blâmer cet usage, qui deviendrait particulièrement dangereux pendant que le choléra régnerait.

C'est encore dans la crainte du refroidissement, qu'en été même, il faudra s'abstenir de coucher les croisées ouvertes. Il faudra aussi maintenir dans les habitations une chaleur tempérée, car les chambres trop chaudes rendent les individus qui les habitent plus impressionnables au froid auquel ils peuvent être exposés en sortant.

C'est par la même raison qu'il faudra, autant que possible, rentrer chez soi de bonne heure, ne pas passer une partie de la nuit dans les assemblées, dans les cafés, les estaminets, les cabarets, etc., surtout lorsque les nuits sont froides et humides.

4° S'occuper, mener une vie active, en évitant autant que possible les excès de fatigue, est un des meilleurs moyens de faire diversion à l'inquiétude. Les occupations qui exigent de la contention d'esprit ne conviennent pas. Il en est de même des travaux qui entraînent une privation inaccoutumée de sommeil pendant la nuit.

5° Il a été parlé des ceintures et des chaussons de laine ; mais il faut que ces vêtemens soient tenus proprement. La propreté est toujours très-nécessaire à la santé. Ceux qui ont le moyen de prendre de temps en temps des bains d'une chaleur agréable, feront bien d'en faire usage ; mais il ne faudra y rester que le temps nécessaire pour nettoyer le corps ; il faudra avoir soin de se bien essuyer avec du linge chaud, et ne pas s'exposer immédiatement à l'air extérieur en sortant du bain. Cette précaution est surtout utile lorsque la saison est froide.

Les frictions sèches conviennent beaucoup ; il est facile de les administrer en se frottant ou se faisant frotter le soir, ou mieux encore le matin et le soir, le tronc, les bras, les cuisses et les jambes, pendant un quart d'heure, avec une brosse douce ou avec une étoffe de laine.

On conçoit, du reste, que pour ce qui concerne en général la manière de se vêtir, il faudra se régler selon la saison ; mais, dans aucun cas, on ne devra se vêtir trop légèrement.

6° Lorsque le choléra règne, la manière de se nourrir est un point fort important. La sobriété ne saurait être trop recommandée. On connaît un grand nombre d'exemples où le choléra s'est déclaré après des excès de table, et il est prouvé que les ivrognes sont plus particulièrement exposés à cette maladie.

Les viandes bien cuites ou bien rôties et pas trop grasses, ainsi que les poissons frais et d'une digestion facile, les œufs, du pain bien levé et bien cuit, devront former la nourriture principale. Les viandes salées et les poissons salés ne conviennent pas ; on usera le moins possible de charcuterie, et l'on s'abstiendra des pâtisseries lourdes et grasses.

Parmi les légumes, il faudra, autant que possible, s'en tenir aux moins aqueux, aux plus légers (1). Nous ne pensons pas devoir exclure de ces derniers les pommes de terre de bonne qualité. Nous approuvons même l'usage de haricots secs, de lentilles, de pois et de fèves *pris en purée* (2). Les crudités, telles que les salades, les radis, etc., ne conviennent pas.

Dans la saison des fruits, il faut être très-réservé dans l'usage qu'on en fait, surtout lorsqu'ils ne sont pas parfaitement mûrs ; car alors ils peuvent devenir très-dangereux. Les fruits cuits offrent moins d'inconvénient ; mais ils ne devront jamais être mangés en quantité : encore moins devront-ils former le fond du repas.

Il est des alimens généralement sains, mais que, par une disposition particulière de l'estomac, certains individus digèrent difficilement. Pour ces alimens, chacun devra étudier son estomac.

Il faut, en temps de choléra, manger moins à la fois qu'à l'ordinaire, sauf à faire un repas de plus, mais toujours léger.

Les boissons exigent la plus grande attention. Toute boisson froide, prise quand on a chaud, est dangereuse. Il ne faut pas se désaltérer que lorsqu'on a cessé de transpirer, c'est-à-dire qu'il ne faut pas boire froid lorsqu'on est en sueur. Les suites de ces abus sont d'autant plus funestes, que la boisson est plus froide et qu'on a plus chaud. L'eau devra être claire ; l'eau filtrée est

---

(1) On doit entendre par légumes aqueux ceux qui contiennent beaucoup d'eau de végétation, comme les concombres, betteraves, laitues, etc.

(2) La robe ou pellicule de ces légumes secs ou verts ne contribue en rien à la nutrition, et elle a l'inconvénient de ne pouvoir être digérée.

préférable à toute autre. Il faut l'aiguiser avec très-peu de vinaigre ou d'eau-de-vie. Lorsqu'on veut la boire pure (deux cuillerées à bouche d'eau-de-vie ou une cuillerée à bouche de vinaigre pour une pinte d'eau), surtout si la saison est chaude, et qu'on soit obligé de se livrer à un travail corporel qui, en excitant la transpiration, provoque la soif et par conséquent de boire souvent. Il faut alors boire peu à la fois. L'eau rougie, c'est-à-dire l'eau à laquelle on aura ajouté un peu de bon vin, convient également. Enfin, on peut faire avec succès usage d'une eau légèrement aromatisée avec une infusion stimulante, comme par exemple avec une infusion de menthe poivrée ou de camomille (une pincée de menthe ou six têtes de camomille pour une chopine d'eau bouillante, à laquelle on ajoutera, après le refroidissement, une chopine d'eau froide) (1).

Rien n'est pernicieux comme l'abus des liqueurs fortes. Il est prouvé par un très-grand nombre d'exemples que le choléra attaque de préférence, comme nous l'avons déjà dit, les ivrognes, et ceux même qui sans faire un abus habituel de boissons fortes, commettent par occasion, par entraînement, un seul excès de ce genre.

L'usage de l'eau-de-vie, prise seule et à jeun, usage si répandu dans la classe ouvrière, et si nuisible en tout temps, devient particulièrement funeste lorsque le choléra règne. Les personnes qui ont cette habitude devraient manger quelque chose, au moins un morceau de pain, avant d'avaler le petit verre d'eau-de-vie. Le vin blanc ne sera pas non plus pris à jeun sans

_____

(1) Cette précaution d'ajouter de l'eau qui n'a pas bouilli est nécessaire, parce que l'ébullition, en privant l'eau de l'air qu'elle contenait, la rend moins facile à être digérée.

la même précaution, et il ne le faudra prendre qu'en petite quantité.

En temps de choléra, l'eau-de-vie amère, c'est-à-dire l'eau-de-vie dans laquelle on aura fait infuser des plantes amères et aromatiques, ou encore l'eau-de-vie d'absinthe, est préférable à l'eau-de-vie ordinaire.

Le vin, pris en quantité modérée, est une boisson convenable pendant le repas et à la fin du repas ; mais il doit être de bonne qualité. Il vaut mieux boire moitié moins de vin, et le choisir de qualité supérieure. Les vins jeunes et aigres sont plus nuisibles qu'utiles. Le vin rouge est préférable au blanc. Ceux qui ont le moyen de le mélanger avec une eau gazeuse, telle que l'eau de Seltz naturelle ou factice, feront très-bien de se servir de cette boisson salubre et agréable.

La bière et le cidre, surtout lorsque ces boissons sont trop jeunes, qu'elles n'ont pas bien fermenté, ou qu'elles sont aigres, disposent aux coliques, à la diarrhée, et deviennent aussi très-dangereuses. Ce qui vient d'être dit s'applique à plus forte raison au vin doux ou moût.

Conduite à tenir lorsque le choléra se manifeste chez un individu.

Il résulte d'un très-grand nombre de faits observés jusqu'à présent dans les lieux où le choléra a régné, que les cas de guérison sont en raison de la promptitude des secours, et que plus ces secours sont administrés près du moment de l'invasion, plus les chances de salut sont grandes.

Il faut donc que chacun connaisse les premiers signes qui indiquent qu'un individu va être atteint du choléra. Or ces signes, qui le plus ordinairement se

manifestent dans la nuit ou le matin, sont les sui-
vans :

Lassitude subite ou sentiment subit de fatigue dans
tous les membres; sentiment de pesanteur dans la
tête, comme lorsqu'on s'est exposé à la vapeur du
charbon; vestiges, étourdissement, pâleur souvent
plombée, bleuâtre, de la face, avec altération *particulière* des traits; le regard a quelque chose d'ex-
traordinaire, et les yeux perdent leur éclat, leur bril-
lant; diminution de l'appétit; soif et désir de la sa-
tisfaire par des boissons froides; sentiment d'oppres-
sion, d'anxiété dans la poitrine et d'ardeur et de
brûlure dans le creux de l'estomac; élancemens pas-
sagers sous les fausses côtes (c'est-à-dire sous les côtes
à partir du creux de l'estomac en comptant de haut
en bas); borborygmes (gargouillemens) dans les
intestins, accompagnés surtout de coliques aux-
quelles succède le dévoiement, ou cours de ventre :
ce dévoiement semble quelquefois diminuer les dou-
leurs : la peau devient froide et sèche, quelquefois
elle se couvre d'une sueur froide. Quelques malades
éprouvent des frissons le long de l'épine du dos, et
une sensation dans les cheveux comme si on y souf-
flait de l'air froid.

Ces divers signes de l'invasion de la maladie ne se
présentent pas toujours dans l'ordre où ils viennent
d'être tracés. Ils ne se montrent pas non plus tous
chez tous les malades.

Quoi qu'il en soit, lorsque plusieurs d'entre eux,
notamment l'altération de la face, la lassitude, le
sentiment de brûlure dans le creux de l'estomac, les
borborygmes, le refroidissement de la surface du
corps, se manifestent, il faut appeler tout de suite
un médecin.

Moyens d'employer avant l'arrivée du médecin.

Il faut exciter fortement la peau et y rappeler la chaleur. A cet effet on placera le malade nu entre deux couvertures de laine préalablement chauffées ou bassinées, et l'on placera sur toute la surface du corps, à travers la couverture, des fers à repasser chauds ou une bassinoire. On arrêtera plus long-temps les fers sur le creux de l'estomac, sous les aisselles, sur le cœur. On frictionnera et *long-temps* les membres avec une brosse sèche ou un liniment irritant, en se servant d'un morceau de laine ou de flanelle. Ces frictions devront, autant que faire se pourra, être pratiquées par deux personnes dont chacune frottera en même temps une moitié du corps, en ayant toujours grand soin de découvrir le moins possible le malade.

Le liniment dont la formule suit, paraît, si l'on s'en rapporte aux observations, avoir été employé avec un succès tout particulier :

Prenez : Eau-de-vie, une chopine ;
    Vinaigre fort, une demi-chopine ;
    Farine de moutarde, une demi-once ;
    Camphre, deux gros ;
    Poivre, deux gros ;
    Une gousse d'ail pilée.

Mettez le tout dans un flacon bien bouché, et faites infuser, pendant trois jours au soleil ou dans un endroit chaud.

Ces frictions devront être continuées long-temps, et le malade devra rester couché enveloppé dans de la laine.

On pourra aussi appliquer des sinapismes chauds sur le dos et sur le ventre, ou encore des cataplasmes de farine de graine de lin bien chauds, et arrosés d'essence de térébentine.

On s'est enfin servi avec avantage de petits sacs

remplis de cendres chaudes ou de sable chaud, et qu'on applique sur le corps.

L'expérience a prouvé dans plusieurs lieux où le choléra a régné qu'on peut obtenir de grands avantages des bains de vapeurs vinaigrées ou vinaigrées et camphrées.

Ainsi, pendant qu'on cherche à réchauffer le malade par le repassage avec des fers chauds et par des frictions, on peut préparer un bain de vapeur de la manière suivante : On fait rougir des cailloux ou des morceaux de briques ou de fer. On place sous un fauteuil ou sous une chaise de cannes un vase en terre qui contient du vinaigre auquel quelques-uns conseillent d'ajouter du camphre (2 gros de camphre dissous dans une suffisante quantité d'esprit-de-vin pour une pinte de vinaigre). Ces diverses dispositions étant prises, on fait asseoir le malade déshabillé sur le fauteuil et on l'entoure, à l'exception de la tête, ainsi que le fauteuil de couvertures de laine qui devront descendre jusqu'au bas des pieds, lesquels devront poser sur de la laine ou sur tout autre corps chaud. On jette ensuite, l'un après l'autre, et à peu de secondes d'intervalle, les cailloux ou les morceaux de briques ou de fer dans le vinaigre, qui, par ce procédé, s'échauffe et est bientôt réduit en vapeur. Ce bain doit durer de 10 à 15 minutes.

Lorsqu'on en sort le malade, il doit rester couché entre des couvertures de laine très-sèches et chaudes, où on le laissera tranquille si une transpiration *modérée* s'est établie. Dans le cas contraire, on continuera les frictions, toujours entre les couvertures, *jusqu'à l'arrivée du médecin.*

Mais il ne suffit pas de réchauffer le corps extérieurement, il faut aussi le réchauffer intérieurement.

A cet effet on donne de quart-d'heure en quart-d'heure un petite demi-tasse d'une infusion aromati-

que très-chaude (une infusion de menthe poivrée ou
de mélisse ; on la prépare comme du thé), et toutes
les demi-heures, immédiatement avec la tasse d'infusion, 12 à 15 gouttes de *liqueur ammoniacale anisée et
camphrée* (1) dans une cuillerée à bouche d'eau gom-
mée (avec un peu d'eau sirop de gomme). On a aussi
obtenu d'heureux effets dans certains lieux de l'*alcali
volatil* fluor donné à la dose de 15 à 20 gouttes toutes
les demi-heures ou toutes les heures dans une tasse
d'une forte décoction chaude de gruau d'avoine ou
d'orge mondé , ou , à leur défaut, d'eau chaude. Ce
dernier médicament ne devra néanmoins être admi-
nistré au plus que deux fois avant l'arrivée du médecin.
A défaut de ces moyens , on peut donner avec avantage l'eau pure, bue la plus chaude possible et prise
en petite quantité à la fois.

Quoique ces divers moyens doivent être mis en
usage le plus tôt possible , il faudra cependant les administrer avec ordre et sans trop de précipitation.

Il sera utile, toutes les fois qu'on le pourra, de
placer le malade dans une pièce séparée de celles
qu'habitent les autres membres de la famille.

On fera bien aussi de jeter les hardes du malade
dans une eau de savon très-chaude.

La convalescence exige des précautions que le médecin devra indiquer. Toutefois on ne saurait trop recommander aux convalescens l'observation *rigoureuse*
des règles de préservation qui ont été exposées plus

---

(1) Les pharmaciens prépareront cette liqueur de la
manière suivante :

Alcool , 12 onces.
Ammoniaque liquide, à 18 degrés , 3 onces.
Huile essentielle, une demi-once.
Camphre , un gros et demi.
Mettez et conservez dans un flacon bouché à l'émeri.

haut; car les personnes qui ont été atteintes du choléra sont quelquefois exposées à des rechutes.

Nous croyons devoir terminer cette instruction en priant très-instamment le public de n'ajouter aucune foi aux prétendus moyens préservatifs et curatifs dont les charlatans cupides font vanter les propriétés dans les journaux, ou qu'ils annoncent par des affiches placardées sur les murs de la capitale. Si l'autorité était assez heureuse pour connaître un semblable moyen, elle ne manquerait pas de le publier et de le recommander.

JUGE. — PARISET. — ESQUIROL. — CHEVALLIER. — LEROUX. — LEGRAND. — Baron DESGENETTES. — MARC, *rapporteur*.

Lu et approuvé en séance, le 15 novembre 1831.

Le président, Le duc DE CHOISEUL.

PETIT, *secrétaire*.

Approuvé par nous, préfet de police,

GISQUET.

CHLORURES DÉSINFECTANS (1).

Beaucoup de personnes croient encore aujourd'hui qu'on ne peut se procurer les *chlorures* qu'à Paris. Cette erreur est de nature élever des difficultés contre l'emploi de ces moyens d'assainissement, et à en arrêter les utiles applications. Le chlorure de chaux, et celui de soude, appelé aussi *chlorure de Labarraque*, se trouvent chez tous les pharmaciens et chez la plupart des épiciers-droguistes.

(1) On en trouve à Troyes, chez M. Dret, teinturier, rue du Moulinet. n° 3. — Chez M. Badelier, rue du Dauphin, n° 64. — Et chez M. Gaudichon - Poupon, ruelle aux Moines, faubourg Saint-Jacques.

A cette occasion, et eu égard aux circonstances présentes, nous croyons très-utile de rappeler à nos lecteurs le passage suivant de la brochure, écrite en septembre dernier par M. le docteur Bédor, membre-secrétaire du conseil de salubrité de Troyes, SUR L'APPRÉHENSION DU CHOLÉRA MORBUS, *les moyens de s'en préserver; ceux qui conviendraient surtout à Troyes, si cette ville s'en voyait menacée;* avec cette épigraphe, traduite d'une ancienne thèse latine : « De ce qui a été démontré, concluons donc que si on dessèche les marais qui environnent les remparts, si des eaux plus salubres s'écoulent en divers sens, si l'on fait soigneusement disparaître les immondices de la voie publique, si l'on expulse les charlatans et les demi-savans, les maladies feront moins de ravages à Troyes et les habitans y seront plus heureux. »

Remarquons, dit M. Bédor d'après M. Gannal, sur le chlore liquide (eau chlorée ou hydrochlore) jusqu'où peut aller l'empire des dénominations et des mots, dans la chose la plus simple et la plus positive. Présentée sous le nom du pharmacien qui l'a remise en vogue, la *liqueur de Labarraque* est achetée à haut prix (3 fr. la bouteille), considérée comme une substance particulière, inconnue jusqu'ici, et non susceptible d'être remplacée par aucune autre préparation; tandis qu'elle est identiquement, pour la composition comme pour les propriétés, *semblable à l'eau de javelle,* employée dans le blanchiment.

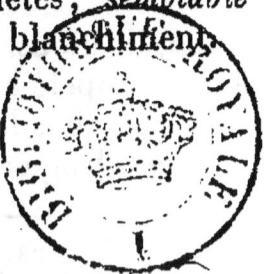

TROYES, IMPRIMERIE D'ANNER-ANDRÉ.